N. GALITZINE

Pieds Nus

AVIGNON
J. ROUMANILLE, LIBRAIRE ÉDITEUR
19, rue Saint-Agricol, 19

1914

Pieds Nus

AVIGNON, IMPRIMERIE FRANÇOIS SEGUIN

N. GALITZINE

Pieds Nus

AVIGNON
J. ROUMANILLE, LIBRAIRE-ÉDITEUR
19, rue Saint-Agricol, 19

1914

A

LA MÉMOIRE

DE

SÉBASTIEN KNEIPP

N. G

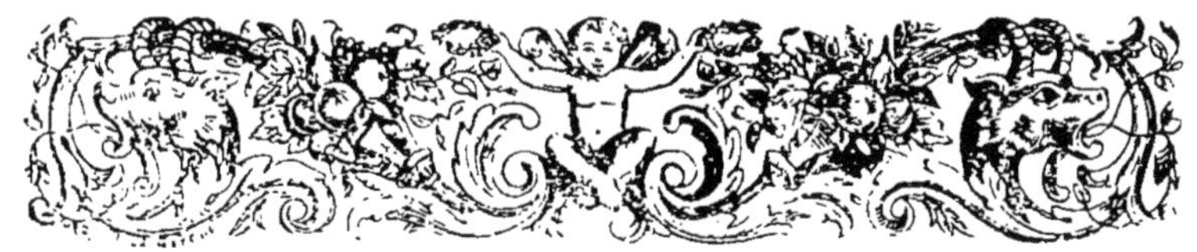

Pieds nus

—

Entr'autres dictons anglais valant leur pesant d'or, il en est un dont la vogue exceptionnelle en France — et ailleurs — est pleinement justifiée. On en fait largement usage, — et on a cent fois raison, – sa valeur étant très réelle. J'entends parler du bon dicton : *The right man in the right place*. En effet, il importe que les danseurs n'obtiennent pas des emplois de calculateurs ; — que tout vienne à sa place, à son heure. *The right man in the right place ! The right book in the right time !* Pour l'homme être à sa place. Pour le livre venir à son heure.

Ce sont là les bonnes conditions. Or, les quelques vérités que je tiens à exposer me semblent remplir ces conditions : elles me semblent venir à leur heure.

Je m'explique.

Il y a de cela une quarantaine d'années environ, un obscur curé de campagne, un homme de génie ni plus ni moins, se mettait à la tête d'un mouvement qui certes ne manquait ni d'originalité ni de logique. Ce mouvement visant un préjugé séculaire, on ne pouvait s'attendre tout au plus qu'à un demi-succès. Il en a été autrement. Le préjugé semble sérieusement entamé. Pour avoir longtemps couvé sous la cendre, l'embrasement n'a fait que gagner en étendue et en profondeur. Présentement, de jour en jour, d'heure en heure, on voit la conception du curé bavarois s'accentuer, se matérialiser, prendre corps, entrer dans les mœurs. Je parle — on l'a deviné — de Kneipp et de sa tentative d'émanciper les pieds. Kneipp c'est la logique même. Il voit clair par excellence. Son gros bon sens lui dit que les pieds doivent se ressentir du traitement qu'on leur fait subir depuis des siècles ; que c'est à ce traitement qu'ils sont redevables d'être une source de grands et petits maux, de tares physiques et morales ; que le seul moyen de mettre un terme à cet état de choses est de changer de traitement, de revenir à des conditions moins factices. Kneipp veut que les pieds soient soumis au même régime que les mains ; qu'ils redeviennent normaux, qu'ils reprennent leur rang ; il les veut aguerris, endurcis, à même de profiter des bienfaits de l'air et du soleil ; il les veut non-seulement ne craignant pas le froid, mais tirant partie du froid comme du chaud. C'est là de la bonne hygiène basée sur de la bonne physiologie.

Les débuts du kneippisme ont été des plus modestes. C'est pas à pas qu'il a pénétré le monde ; — pas à pas qu'il l'a conquis. Ce sont les enfants qui lui ont servi d'entrée en matière. Que ce soit à la montagne ou à la mer, l'enfant ne demande pas mieux que de se déchausser ; et, après s'être déchaussé une première fois, il ne demandera qu'à se redéchausser. Puis, sont venues les petites danseuses aux pieds nus, les muses de la gymnastique rythmée et de la culture physique. Puis, les courants, les engouements ; — courants scientifiques, engouements mondains ; — la vie au grand air et au grand jour ; — et finalement le triomphe de Kneipp : *l'heure du pied.*

De là quelques considérations dont on saisira l'opportunité.

I

Les premiers hommes ont marché nu-pieds. Qu'est-ce qui a pu leur donner l'idée de se chausser ? Est-ce pour garantir le pied ou par raffinement ? Pour se distinguer ou pour se compléter ? Il y a probablement de l'un et de l'autre ; mais, à part quelques innovations, on peut dire que les premières civilisations, comme les premiers hommes, ont marché nu-pieds. Chez les Egyptiens, les Assyriens, les Chaldéens — je ne parle pas des Aryens — la chaussure ne joue qu'un rôle très effacé ; — on ne connaît d'ailleurs que la sandale ; — les rois, les guerriers se chaussent occasionnellement — mais c'est tout ; — les prêtres, les femmes de toute condition, les enfants sont invariablement déchaussés ; — tous les papyrus, les poteries, les bas-reliefs en font foi. Il en est de même en Grèce, en Palestine — où l'on se déchausse pour un oui pour un non. En Grèce les plus grandes dames, les plus grandes entre les plus grandes ne croient point déroger en marchant nu-pieds A Sparte la chaussure est un objet de mépris A Rome on se chausse, mais on s'en tient à la sandale et à ses succédanés ; — on ne se gêne pas du reste pour se déchausser en public et l'enfant, l'adolescent continuent à aller pieds nus. Puis, viennent les Barbares et la conquête romaine. Il en résulte une civilisation hybride qui se prolonge à travers l'Histoire. Un revirement se produit à l'égard du pied ; il cesse d'être un insigne, il devient un stigmate ; ce ne sont plus les grandes dames qui marchent nu-pieds, ce sont les mendiantes ; on cache ce qu'on s'était plu à montrer, on brûle ce qu'on avait adoré. Et plus l'on va, plus l'on voit cette tendance s'accentuer, se préciser, prendre la consistance d'une règle. Mais on ne s'arrêtera pas en si beau chemin. Après la vue du pied nu, c'est la vue du pied chaussé qu'on juge être indécente, équivoque ; — à la cour d'Espagne, s'il s'agit de la reine, on va jusqu'à en faire un crime. Est-ce le comble de la pudeur ? Est-ce le comble de l'impudeur ? L'un comme l'autre peut se plaider. Mais laissons cela. Le pied n'a pris sa revanche que tout récemment — aux heures de la détente thermidorienne. Cette fois, c'est d'en haut qu'est parti l'exemple. C'est David, c'est Gérard, c'est Mme Talien, Mme Récamier. Il s'agit d'un mouvement très intense, mais de très courte durée — suivi d'une nouvelle éclipse ; — une éclipse totale d'un siècle environ. Puis c'est l'heure présente ; - une aube, espérons-le.

II

Passons de l'Histoire à la Géographie, Où et dans quelles conditions marche-t-on présentement nu-pieds ? D'abord *où,* ensuite *dans quelles conditions* Les pleuplades sauvages ne font pas question, bien entendu. Je me contenterai de mentionner l'Inde, la Birmanie, le Japon, la Galicie, l'Ukraine, l'Ecosse, la Bavière, la Saxe, l'Italie que je connais plus particulièrement. L'Inde, la Birmanie détiennent le record. A Calcutta, j'ai présidé des distributions de prix – secondé par de très charmantes et distinguées institutrices uniformément revêtues de robes blanches et les pieds nus ; — on ne saurait imaginer rien de plus chaste, de plus sobre, de plus frais ; — j'en dirai autant des très gracieuses étudiantes de l'Ecole supérieure du Bengale. Il en est de même en

Birmanie, avec un peu plus d'exotisme, un peu moins de civilisation, Au Japon on se chausse et se déchausse à tout bout de champ ; — cela tient aux usages, à la tenue. En Galicie, en Ukraine, également, ce n'est signe ni d'indigence ni de négligence — c'est dans le sang et courant. En Écosse les pieds nus sont traditionnels, emblématiques, d'institution providentielle ; — ils font partie du trésor national de santé physique et morale, et par conséquent du trésor privé de tout écossais. En Bavière, en Saxe, c'est reçu — ce qui est tout dire. En Italie, ce serait plutôt affaire d'habitude, de nécessité ; — l'Art pourrait y être aussi pour quelque chose. C'est là à peu près tout.

III

J'ai dit que l'enfant est porté à se déchausser — l'enfant et l'adolescent. Le jeune homme e l'adulte le sont de moins en moins. Cela tien à ce que l'enfant prend les choses simplement alors que l'homme les complique ; — à ce qu l'enfant, dans sa simplicité, ne demande qu'a jouir de la totalité du bien-être qui se trouv à sa portée, alors que l'homme, esclave de mill préjugés, en laisse échapper et se perdre un bonne part. La femme se déchausserait plu volontiers. Ce serait signe d'intelligence et de décision. Le costume féminin se prête d'ailleurs aux innovations les plus hardies et la femme ne se fait pas faute d'en profiter. L'homme, lui, est conservateur et a les défauts de ses qualités ; — de même la femme est innovatrice et a les défauts des siennes. Il faut avouer néanmoins qu'elle semble se connaître en bien-être. Toujours est-il que si le pied parvient à reconquérir sa place au soleil, c'est à la femme — et non à l'homme — qu'il le devra. C'est elle qui a mené à bonne fin la libération du pied de l'enfant, c'est elle qui est en train de libérer son propre pied. Si jamais l'homme en arrive là, ce sera grâce aux sports, mais il prendra certainement son temps. Et cependant il suffit de se déchausser dans de bonnes conditions et un peu régulièrement pour devenir un fervent des pieds nus. Qu'on se rappelle le bien-être qu'on éprouve à déganter la main, à déchausser le pied, à laisser la main et le pied à découvert ; qu'on se reporte à ces bienheureux moments, et qu'on vienne me contredire.

IV

Voyons le rôle des pieds nus dans la vie domestique. Ils sont appelés très certainement à provoquer plus d'un changement, plus d'une réforme, mais il ne s'ensuit pas qu'il y ait lieu de s'en faire un monde. Tout au contraire, ce que nous voyons se produire est fait pour donner confiance. Il ne saurait être question pour le moment d'une entente générale, mais il est permis d'espérer qu'avant peu les pieds nus feront leur apparition dans les intérieurs. Ce sont les enfants qui ouvriront la marche, puis les femmes y viendront, puis les hommes — si jamais ils parviennent à s'affranchir des préjugés qui les encerclent. En Angleterre, le mouvement semble virtuellement déclanché. Petits et grands — petites et grandes surtout — en profitent largement. Il n'a pas gagné la rue, mais il a pris au théâtre et a fait son entrée dans le monde. C'est plus qu'on ne lui demandait. Pour le moment, contentons-nous de nous chausser en sortant de chez nous et de nous déchausser en rentrant — tout comme nous nous gantons et nous nous dégantons. L'enfant se passera complètement de chaussure ; la femme aura à sa portée des mules ou des babouches ; l'homme portera des sandales plus ou moins romaines pour commencer. Les domestiques — des deux sexes — suivront le bon exemple de leurs maîtres. Le service ne peut qu'y gagner, la propreté également ; — ni bruit, ni poussière ; — la simplicité sous toutes ses formes ; — j'en ai fait personnellement l'expérience dans mon *home* d'Ukraine et je l'ai renouvelé dans ma villa de la Côte-d'Azur. En somme, ce n'est pas beaucoup demander et c'est beaucoup obtenir.

V

Passons à un autre côté de la question. Les pieds nus sont en plus appelés à jouer un rôle social considérable ; — ils sont appelés à figurer au nombre des facteurs prépondérants du grand problème qui s'impose à la Société. Voici toujours ce qu'on peut dire dès à présent à ce sujet. La thèse n'est pas compliquée. Ceux d'en-bas manquant de chaussure, il est du devoir de ceux d'en-haut de leur prouver qu'il n'y a ni honte, ni impudeur, ni danger à marcher pieds nus ; il est de leur devoir de le faire, sous peine de voir s'élargir le fossé qui sépare ceux qui ont trop de ceux qui n'ont pas assez. Il serait en effet criminel de laisser avoir cours qu'une seule et même chose puisse être acceptable ou inacceptable d'un degré de l'échelle sociale à l'autre. Ce serait un véritable monstre et les monstres, a dit Franklin, ne sont pas constitués pour vivre. Il faut que l'ouvrier ait le sentiment qu'il n'y a rien de dégradant pour lui, rien d'inconvenant pour sa femme, rien de malsain pour son enfant dans le fait de marcher nu-pieds — et cela non pas relativement, mais absolument. Il faut de l'égalité autre part que sur les murs.

VI

En médecine, en hygiène surtout, les pieds nus figurent au tout premier plan. Il s'agit d'un cas physiologique qui pour être élémentaire n'en est que plus important. En voici l'exposé succinct, un scénario plutôt que la pièce. J'abrège. Alors que la main a de tout temps joui des bienfaits de l'air et du soleil, le pied en a été systématiquement privé ; — de là pour la main un état de supériorité, pour le pied un état d'infériorité — l'un et l'autre très marqués. Bref, alors que la main n'a pas cessé d'être une source de santé, le pied est devenu une source de maladie. La main, en effet, s'adapte à la température ambiante et en tire de sérieux avantages ; la main, sans être à l'épreuve des piqûres et des petites plaies, est généralement à l'abri des menus accidents. Le pied, par contre, craint le chaud, craint le froid, craint la moindre écorchure ; on dirait, à le voir donner à tout propos du fil à retordre, qu'il renferme les organes vitaux les plus délicats ; on le dirait l'endroit vulnérable par excellence. Or, cela n'a pas sa raison d'être et cela peut ne pas être. Le pied peut parfaitement être ramené aux conditions naturelles. Ce qui a été tenté en ce sens — à l'égard des jambes — le prouve amplement. Il suffit, pour s'en assurer, de découvrir le pied autant que .faire se peut et cela de jour comme de nuit. Je dis *de jour comme de nuit* et j'insiste sur ce point. Découvrir le pied *de jour* est très important, mais le découvrir *de nuit* ne l'est pas moins. Je m'explique. De jour le pied nu fait son profit de l'exercice en plein air, en pleine lumière ; — mais c'est de nuit qu'il acquiert la température qui lui permettra de s'adapter aux variations de l'ambiance ; — en d'autres termes, moins de causes de congestions et partant moins de causes d'infections ; — c'est un don qui lui viendra de nuit et qu'il conservera de jour. En somme, il s'agit d'appliquer au pied, *de nuit comme de jour*, le régime de la main ; — de l'endurcir, de le fortifier, de le rendre l'égal de la main — ni plus ni moins. C'est là, encore une fois, de la bonne hygiène basée sur de la bonne physiologie. Et c'est également de la bonne thérapeutique. Les pieds nus ont encore, à d'autres points de vue, une importance considérable. Sans parler des généralités qui sautent aux yeux, il est de nombreux cas particuliers auxquels on ne prête guère attention. Ainsi la transpiration des pieds, qu'il ne faut sous aucun prétexte chercher à arrêter, est réduite, de par le *bare-footing*, aux proportions d'une simple tendance organique tout au plus exacerbée. Il en est de même des diverses attaques : les pieds nus constituent le meilleur sédatif des sens, le modérateur par excellence des trop brusques réactions. Quant aux généralités, il suffira de mentionner l'action combinée de l'air et du soleil, ou celle de l'eau et du massage naturel, pour se faire une idée du rôle des pieds nus en hygiène et en thérapeutique. L'endurcissement des extrémités fonctionne à la façon d'une soupape et d'une cuirasse. C'est tout dire.

VII

Examinons maintenant la question au point de vue de l'esthétique ; — au point de vue du beau absolu et du beau relatif, du beau pur et du beau de la rue de la Paix. Que dire des pieds ? A-t on tort de les laisser voir, a-t-on raison de les cacher ? Pour ce qui est des enfants, les jambes nues ont donné gain de cause aux pieds. Quant aux grandes personnes, ce sont les tableaux, les statues qui ont la parole, et c'est à eux qu'il convient de s'adresser. Une visite au premier musée venu suffit. Le pied nu étant esthétique au premier chef, il y règne forcément en maître. La réponse par conséquent est invariablement en sa faveur. Il est en effet difficile de se représenter les personnages courants de la peinture et de la sculpture systématiquement chaussés ; — et de fait les pieds nus dominent en peinture et prédominent en sculpture. En somme, la question revient à ceci : y a-t-il lieu d'exhiber un pied que la civilisation a diminué sous tous les rapports — sous celui de la beauté comme sous celui de la force ? Il est certain que les pieds normaux se font de plus en plus rares ; ils étaient la règle, ils ne sont plus que l'exception ; mais il est certain également que, soumis à un régime rationnel, les pieds redeviennent eux-mêmes en comparativement peu de temps. On ne tient pas, et cela se comprend, à exposer aux regards, aux intempéries, un pied difforme, débile ; mais ce qui se comprend moins, c'est qu'on ne cherche pas à lui rendre les qualités de beauté et d'endurance qui lui sont propres. Est-il nécessaire d'insister sur ces qualités ? Disons que leur ensemble donne cette impression de grâce et de force qui fait le désespoir des peintres et des sculpteurs. Je n'oublierai jamais une certaine matinée avec tableaux vivants et parties de concert, ce qui obligeait les artistes à garder leur costume ; — je n'oublierai jamais une certaine jeune fille, en Rebecca, faisant nu pieds les honneurs de la maison ; — je n'oublierai jamais sa tenue, relevant à la fois de la Nature et de l'Art, naturelle jusqu'à être artistique, artistique jusqu'à être naturelle, et à laquelle, certes, personne ne trouva à redire ni rien à objecter.

VIII

Y a-t-il impudicité à marcher pieds nus ? La première paysanne venue est là pour trancher la question et la trancher sans réplique. Il suffit de comparer une campagnarde italienne ou irlandaise à une de nos belles madames pour savoir à quoi s'en tenir. Laquelle est la pudique et laquelle l'impudique ne fait guère question. Et il n'y a pas que cela : une des plus belles statues du Vatican, et à coup sûr la plus chastement drapée, *la Pudicité,* a précisément les pieds nus. N'est-ce pas tout dire ? C'est le cas d'ailleurs de la plupart des madones et personne n'a idée de s'en scandaliser. C'est également le cas des carmélites, dont la mise n'a jamais soulevé la moindre objection. Tout cela tranche d'une façon péremptoire la question que nous nous sommes posée. Mais ce n'est pas tout. En effet, les pieds nus constituant bel et bien une conquête, ont droit à un examen plus approfondi. Résumons-nous. Nous nous trouvons en présence d'une défectuosité morale ; d'un blasphème en action, blasphème ayant ses grandes et petites entrées dans le grand et petit monde ; blasphème passé monnaie courante, chose reçue, vérité acquise. Il y a immoralité, dit-on, à laisser à nu certaines parties du corps réputées impures ; — mais on ne dit pas qu'il y a blasphème à traiter d'impure l'œuvre de Dieu, à lui imputer nos propres impuretés. L'homme d'avant le péché n'éprouve pas le besoin de couvrir son corps ; ce sont ses mauvaises pensées qui le portent à le faire ; et plus elles sont nombreuses, plus grand est le nombre des parties du corps qu'il lui faut cacher ; de là le perpétuel mensonge. Cela coule de source. — Pour en finir, un trait caractéristique qui d'ailleurs ne se rapporte qu'indirectement à ce qui vient d'être dit : la plupart des fillettes — mettons de quatorze ans — ne veulent plus entendre parler de chaussettes, alors que l'absence totale des bas ne les gêne aucunement. J'appelle l'attention du lecteur sur ce détail.

IX

Mais le terrain devient brûlant. Nous foulons un sol sacré, une terre sainte. La morale nous a conduit à la religion. C'est l'aube devançant le jour. Les pieds nus personnifient dans l'espèce une attitude, un état d'âme ; — une attitude digne, franche, un état d'âme simple, sincère ; — l'attitude, l'état d'âme de l'homme que la Vérité a affranchi ; — de l'homme conscient de sa pauvreté et de sa faiblesse et de ce qui constitue sa vraie richesse et sa vraie puissance. Je n'insiste pas. Il me suffira de dire qu'un Tolstoï, qu'une sainte Thérèse ont partagé ces sentiments. — C'est dans cet esprit qu'il convient d'approcher Dieu — en toute simplicité, simplicité du corps, simplicité de l'âme ; — de là le double rôle des pieds nus en religion. Faut-il préciser et peut-on préciser en pareille matière ? Toujours est-il qu'on éprouve un grand bien-être physique et moral à se retremper aux sources vives, aux sources naturelles, à revivre la vie saine et sainte — *la vie selon Dieu !*

X

Je me résume. J'ai dit que certains symptômes permettent d'affirmer que l'heure du pied est proche ; — que d'ici peu il cessera d'être traité en paria ; — qu'on arrivera à ne faire aucune différence entre le pied et la main. C'est Kneipp qui a déclanché le mouvement. Les enfants ont ouvert la marche — les enfants suivis de près par les fillettes ; puis sont venues des danseuses, des artistes, voire des mondaines. La mer, les bals costumés, la gymnastique, la danse ont été l'occasion et non la cause ; — il faut chercher celle-ci au plus profond de la nature humaine ; — aussi y a-t-il lieu d'espérer que les gens de profondeur se décideront un de ces matins à suivre l'exemple des gens de surface. De quoi s'agit-il au juste ? Bien entendu, il n'est pas question d'obtenir que le monde marche pieds nus en tous lieux et en toutes saisons ; — ce que nous réclamons, c'est qu'il nous soit loisible de laisser voir nos pieds sans être taxés d'immoralité ou tout au moins d'inconvenance ; — qu'il soit loisible à Monsieur, à Madame, à Bébé, de se déchausser dans la mesure que bon leur semble ; — qu'il en soit de même, à plus forte raison, à l'égard d'une domesticité pour laquelle marcher pieds nus n'est souvent qu'une habitude à reprendre. Tout cela est raisonnable et par conséquent acceptable. Mais posons encore une fois la question d'utilté. Quel avantage présentera cette révolution au petit pied (c'est le cas de le dire) ? Reprenons nos principaux arguments — et voyons si le jeu vaut la chandelle. Il est certain que les pieds nus nous réservent plus d'une surprise. Ainsi on peut s'attendre à voir s'améliorer bien des rapports, se combler bien des fossés, s'éteindre bien des haines — des haines à propos de bottes ; — à voir se dissiper des essaims de préjugés, de contresens ; — à voir prendre fin un monde — un bien bas monde. — En hygiène, les surprises seront de même très nombreuses et très considérables. C'est — *ab uno disce omnes* — le pied doté des qualités d'accommodation et d'endurance de la main ; — le pied, comme la main, s'accommodant à la température du milieu et par conséquent cessant d'être une cause de congestion ; — le pied, comme la main, s'endurcissant jusqu'à jouir d'une immunité appréciable. En somme, si ce n'est pas la santé, c'en est une bonne part. — Pour ce qui est de l'éducation, on sait que les pieds nus sont une des bases de la culture physique, mais ce qui ne manquera pas de surprendre — c'est de les retrouver au nombre des assises de la culture morale ; — il faut se reporter aux jambes nues et à ce qu'on leur est redevable pour se rendre compte de ce que peuvent à leur tour les pieds nus ; — c'est d'ailleurs un sujet qu'on ne saurait traiter en quelques lignes. — En matière d'art, l'influence des pieds nus ne fait pas question ; — nous leur devrons la renaissance du pied, le retour au pied idéal ; — nous leur devrons l'avènement d'un costume au caractère à la fois antique et moderne, esthétique et pratique. — Quant à la morale, qu'il s'agisse de la conscience individuelle ou collective, elle ne peut qu'y gagner ; — la morale et la religion par conséquent, — la religion, la vraie, celle qui ne fait qu'un avec la morale. En effet, morale et religion ne peuvent que gagner du fait de la fin d'un préjugé basé sur la sottise des uns, sur l'hypocrisie des autres. Il se peut qu'au début, la mode s'en mêlant, on voie se produire des abus, des excès ; — il se peut que le caprice, la licence y trouvent momentanément leur compte ; — mais cela ne saurait durer et l'équilibre ne tardera pas à s'établir. Pour ce qui regarde la morale, nous avons vu qu'il suffit de confronter une fille des champs avec une demoiselle pour s'assurer que la chaussure ne fait pas la pudeur, mais que par contre l'absence de chaussure fait la simplicité. Quant à la religion, ce ne sont pas les va-nu-pieds, mais les bien-chaussés, qui trahissent l'Homme de toutes les misères

“ qui n’avait pas sur terre où reposer sa tête ” ; — ce ne sont pas ceux-là, mais ceux-ci qui mettent la religion en mauvaise posture et dont elle a tout à appréhender. — Je conclue : *marchons pieds nus dans l’esprit des pieds nus !*

FIN

BIBLIOTHEQUE NATIONALE DE FRANCE
3 7531 00263805 5

www.ingramcontent.com/pod-product-compliance
Ingram Content Group UK Ltd.
Pitfield, Milton Keynes, MK11 3LW, UK
UKHW012304240726
13966UKWH00004B/1613

9 782011 749260